AF377347

SYPHILIS SECONDAIRE ET TERTIAIRE

DU

SYSTÈME NERVEUX

SYPHILIS

SECONDAIRE ET TERTIAIRE

DU

SYSTÈME NERVEUX

PAR

Alexandre MAYAUD

Docteur en Médecine de la Faculté de Paris, ancien élève des hôpitaux
de Limoges et de Paris

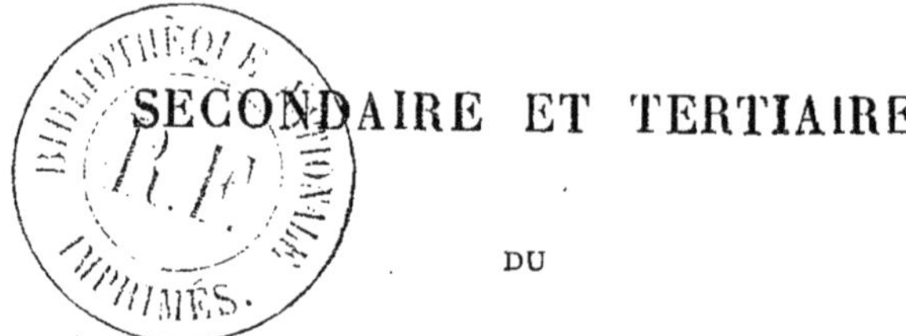

PARIS

ADRIEN DELAHAYE, LIBRAIRE-ÉDITEUR
PLACE DE L'ÉCOLE DE MÉDECINE.

1873

SYPHILIS SECONDAIRE ET TERTIAIRE

DU

SYSTÈME NERVEUX

INTRODUCTION

Avant de parler de la syphilis du système nerveux, je crois bon de dire un mot de la classification des accidents syphilitiques en général.

Ruiz Diaz de Isla (1), considérant l'ordre de succession des différentes manifestations de la diathèse syphilitique, admet les trois formes suivantes : La première est caractérisée par une éruption générale de boutons et ne réclame aucun traitement pour guérir ; la seconde, où il y a apostèmes et ulcères, exige l'intervention d'une médication mercurielle ; la troisième enfin, qui s'accompagne de fièvre, d'amaigrissement, de la perte graduelle des forces, de douleurs atroces, est, pour l'auteur, l'infection universelle.

Jean de Vigo (2), au commencement du seizième siècle, divise les accidents du mal français en deux époques : morbus non confirmatus, c'est-à-dire l'accident primitif ; morbus confirmatus, c'est-à-dire l'infection constitutionnelle.

Un peu plus tard, Fernel (3) divise l'évolution de la maladie en quatre périodes : le virus, primitivement fixé aux parties génitales, envahit bientôt la périphérie du corps, et

---

(1) Tractado, etc., en casa de Robertis, Sevilla, 1539 in fol et Regifo, thèse de Paris 1863, p. 38.

(2) Opera Joannis de Vigo in chirurgia. Lugduni, 1542.

(3) Universa medicina. Francfort 1617.

y détermine une affection de la racine des poils, c'est le premier degré de la maladie. Dans le second, la peau se couvre de nombreuses macules. Au troisième degré commence seulement la véritable maladie vénérienne, le virus a pénétré le corps, c'est l'époque des syphilides pustuleuse et ulcéreuse. Puis le virus atteint les parties solides. Les affections des os, des muscles et des nerfs, des douleurs atroces et un marasme qui peut conduire à la mort, constituent enfin le quatrième degré. Cette classification, pour la première fois, établit une dictinction entre les altérations superficielles et les altérations profondes de la peau.

Nous trouvons dans Thierry de Hery (1) la division par période des symptômes de la maladie. « Les symptômes ou accidents communs de cette maladie, dit cet auteur, sont plusieurs, desquels les uns précèdent, les autres suivent, les autres surviennent. »

Les parties superficielles, disait Hunter (2), manifestent l'action syphilitique plus tard que les parties superficielles.

M. Ricord, dans ses lettres sur la siphylis écrites dans un style imagé, mais plus jovial que scientifique, a divisé les accidents de la syphilis en trois périodes :

1° Accident primitif local : chancre, bubon.

2° Accidents secondaires, constitutionnels, ayant pour siége la peau et les muqueuses.

3° Accidents tertiaires, ayant pour siége le tissu cellulaire sous-cutané ou sous muqueux, le tissu fibreux osseux, certains organes.

Cette division est, comme on le voit, basée sur l'opinion de Hunter ; elle montre le processus syphilitique marchant de la périphérie au centre.

Avec les progrès qu'a fait la pathologie de la syphilis elle ne saurait être admise aujourd'hui. M. Fournier lui-même, grand admirateur de son maître, dit bien qu'elle est suffisante, mais il ajoute qu'il ne la croit pas à l'abri des reproches. Il est facile, en effet, de se convaincre que la syphilis dans ses manifestations secondaires, n'intéresse

---

(1) Méthode curative de la maladie vénérienne, p. 133.
(2) Traité de la syphilis, trad. de Richelot, première édition, p. 549.

pas seulement la peau et les muqueuses, mais aussi les organes profonds; il n'est pas moins facile de voir que la peau n'est pas exempte des manifestations tertiaires.

Un dermatologiste éminent, M. Bazin (1), frappé de la dissemblance des manifestations cutanées de la syphilis les divise en deux grandes classes :

Syphilides exanthématiques résolutives, souvent précédées de phénomènes généraux; elles sont précoces, apparaissent 40 ou 50 jours après l'éclosion du chancre ; elles sont généralisées et susceptibles de récidives.

Syphilides ulcéreuses, circonscrites, laissant à leur place une cicatrice indélébile, elles apparaissent à la fin de la première ou dans le cours de la seconde année de l'infection.

Cette division, comme on le voit, repose sur la marche de la maladie et sur la nature de la lésion élémentaire; elle sépare des affections semblables par leur nature et leur origine, mais différentes par leur constitution anatomique (2).

Le savant professeur M. Hardy (3) divise les syphilides en :

Syphilides précoces, se développant de trois semaines à huit mois après l'accident primitif. Elles sont superficielles, généralisées, ne présentant pas ou présentant de très-légères ulcérations; de courte durée, elles se terminent par de simples maculatures disparaissant au bout d'un temps assez court; elles sont souvent précédées de malaise, de courbature, de douleurs nerveuses ou musculaires, d'embarras gastrique et de fièvre.

Syphilides intermédiaires, apparaissant de 4 à six mois quelquefois 2 ans après l'accident primitif; elles ne sont plus aussi disséminées, leur marche est plus lente ; ces syphilides se terminent, le plus souvent, par résolution ; leur guérison peut être spontanée.

---

(1) Bazin, leçons sur les syphilides. Paris 1859.

(2) M. Dubuc, dans un travail intéressant, a ajouté une troisième classe qu'il désigne sous le nom de : *Syphilides malignes précoces ;* elles tiennent des syphilides exanthématiques par leur apparition précoce, mais elles s'en éloignent par leur tendance ulcérative qui les rapproche des syphilides ulcéreuses circonscrites.

(3) Leçon sur la scrofule et les scrofulides. La syphilis et les syphilides, professées à l'hôpital Saint-Louis. 1854.

Syphilides tardives, apparaissant rarement da..s les deux premières années qui suivent l'infection, pouvant arriver 5, 10, 20 ans après. Il n'y a pas de phénomènes prodomiques habituellement, leur marche est très-lente, elles laissent toujours après elles des cicatrices très-apparentes, quelquefois de véritables difformités. Ces syphilides arrivent en même temps que les accidents tertiaires.

On voit que cette division des affections cutanées syphilitiques, basée sur l'âge de la maladie, et sur la lésion plus ou moins grave qu'elle détermine, n'est pas conforme aux idées de M. Ricord. N'est-ce pas reconnaitre que les syphilides tardives sont des accidents tertiaires quand on dit, comme vient de le faire M. Hardy, qu'elles arrivent en même temps que les manifestations de cette période.

M. Lancereaux (1), s'appuyant sur ces différents caractères et sur les terminaisons diverses que peuvent présenter ces altérations, divise les syphilides en :

Syphilides précoces ou exanthématiques (accidents secondaires) ;

Syphilides tardives ou circonscrites (accidents tertiaires).

Observateur aussi judicieux que profond , nous le voyons en même temps faire prévaloir cette division dans la classification des accidents du système muscu'aire, osseux et des organes viscéraux. C'est ainsi qu'il reconnait deux formes de manifestations syphilitiques dans les articulations ; les unes se traduisant par des lésions affectant à la fois plusieurs articulations, par de la douleur, de la rougeur, de la fièvre, tous symptômes peu différents de ceux du rhumatisme subaiguë ; ces lésions précoces, contemporaines des syphilides exanthématiques, il les rattache à la syphilis secondaire ; les autres au contraire, plus tardives, se localisant à une ou deux articulations, survenant peu à peu, sans douleur, sans rougeur, sont, pour cet auteur, en tout comparables aux lésions gommeuses. Dans la deuxième édition de son traité historique et pratique

---

(1) Traité historique et pratique de la syphilis. 1866.

de la syphilis, M. Lancereaux fait la même remarque à propos des os.

M'inspirant de ces données, j'essayerai de montrer que cette division est applicable aux manifestations de la syphilis du système nerveux. Je m'attacherai donc, tout en faisant une étude succincte des différents accidents qui s'offrent à notre observation, à faire voir en quoi ils diffèrent suivant qu'ils appartiennent à la période dite des accidents secondaires ou tertiaires.

Avant d'aller plus loin, que M. Lancereaux me permette de lui exprimer toute ma reconnaissance pour la bienveillance qu'il a toujours eue pour moi, et pour les conseils qu'il a bien voulu me donner.

Affections syphilitiques du système nerveux.

Les affections syphilitiques du système nerveux n'étaient
pas complétement ignorées des anciens. Dès le seizième
siècle, Ulrich de Hutten, Paracelse, citent des observations
touchant ces manifestations. Nicolas Massa (1) rapporte
un fait de manie syphilitique. En 1644, Thierry de Hery (2)
dit que la syphilis peut trainer à sa suite des accidents nerveux. Presque tous les désordres encéphaliques sont signa-
lés dans le remarquable ouvrage d'Astruc. On lit dans Van
Swieten (3) : « Sæpe observantur cerebri læsiones in lue
venerea inveterata, a levissima vertigine ad lethalem apo-
plexiam usque : pessimam epilepsiam, cæcitatem, surdita-
tem. » Benjamin Bell (4), en 1802, rapporte quelques observations pleines d'intérêt. En 1843, Ebrard (5), Ch. Bedel (6),
1851, Lucas Championnière (7), apportent leur contribu-
tion à l'étude de ces affections.

En 1854, Prosper Ivaren présenta à l'Académie de médecine un ouvrage intéressant : Des métamorphoses de la
syphilis ; recherches sur le diagnostic des maladies que la
syphilis peut simuler.

Lagneau fils (8), Ladreit de la Charrière (9), Gros et Lancereaux (10), Zambaco ont fait faire de grands progrès à
l'étude des accidents nerveux d'origine syphilitique.

---

(1) N. Massa. De morbo gallico Liber, p. 56.
(2) Thierry de Hery. Méth. curat., p. 15.
(3) Commentaria in A. Boerhaavü Aphorismos, 1773, t. 5, p. 371.
(4) Bent. Bell. Traité de la gonorrhée virulente et de la maladie vénérienne, Paris, 1802.
(5) Névrose syphilitique. *Gaz. méd.* de Paris, 1843.
(6) Syphilis cérébrale. Thèse, Strasbourg 1851.
(7) *Journal de médecine et de chirurgie pratique.*
(8) Maladies syphilitiques du système nerveux, 1860.
(9) Des paralysies syphilitiques. Thèse, Paris 1861.
(10) Affections syphilitiques du système nerveux, 1862.

Plus récemment encore nous voyons MM. Bazin (1). Rollet (2), Lancereaux (3), Tarnowsky (4), ajouter de nouvelles observations à cette étude, qui chaque jour, prend un développement plus considérable.

ACCIDENTS SECONDAIRES.

Quarante ou cinquante jours, en moyenne, après l'éclosion du chancre (accident primaire) nous voyons la syphilis reprendre son essor, revêtir des formes morbides multiples et variées indiquant que la maladie est devenue générale ou constitutionnelle. Une éruption générale est ordinairement le premier phénomène qui dénonce que la maladie est entrée dans la deuxième phase de son évolution. La roséole existe quelquefois seule, et comme elle est essentiellement aprurigineuse, elle peut être méconnue du malade, mais le plus souvent elle est accompagnée de douleurs vagues de la tête et des membres, il existe en même temps de la courbature et un sentiment de malaise général. Les accidents de cette période intéressent surtout les parties les plus superficielles de la peau et les muqueuses voisines des orifices naturels, mais les organes profonds ne sont point pour cela à l'abri des atteintes de cette terrible maladie. Un premier caractère propre aux accidents secondaires, en même temps qu'il est commun à tous. c'est leur généralisation, aussi M. Lancereaux donne-t-il à cette période le nom de *période d'éruption générale*. En second lieu des symptômes fébriles, souvent même une véritable fièvre, précèdent ou accompagnent ces manifestations qui procèdent par poussées et qui sont susceptibles de récidives. Il est encore dans la nature des accidents de cette période de disparaitre sans laisser aucune trace de leur passage.

Pour ce qui est de la syphilis du système nerveux, commençons par dire que la femme, sans doute à cause de sa

---

(1) Leçons théoriques et cliniques sur la syphilis et les syphilides, Paris, 1866.
(2) Rollet, traité des maladies vénériennes. Paris 1868.
(3) Traité historique et pratique de la syphilis.
(4) Recherches sur l'aphasie syphilitique, 1879.

constitution et de sa nature plus impressionnable, est d'une
manière générale, sujette à des troubles plus variés et plus
intenses que l'homme. Le nombre et l'intensité des accidents
varient encore d'un sujet à un autre, suivant que le système
nerveux est plus ou moins sensible ou indifférent à l'action du
virus syphilitique. Quoi qu'il en soit, le retentissement de la
syphilis sur le système nerveux est considérable, et il n'est
pas douteux que ce soit sous son influence qu'apparaissent
les différents actes morbides que nous allons examiner.

La manifestation la plus commune et sans doute la plus
précoce de la période secondaire est, sans contredit, la céphalée. Elle est ordinairement intermittente, quelquefois
continue, mais avec exacerbation nocturne; elle diffère des
migraines et de la névralgie ordinaire, dit M. Hardy, en ce
qu'elle siége des deux côtés de la tête ou au moins au milieu :
« c'est une céphalalgie bitemporale » on a noté en effet, que le
front, les tempes et l'occiput sont surtout le siége de la douleur qui est du reste variable dans son intensité ; gravative
ou lancinante, elle a aussi pour caractère d'être générale et
profonde. Les malades n'éprouvent quelquefois qu'une
simple pesanteur de tête qui les rend tristes et moins aptes
au travail intellectuel, d'autrefois au contraire ils sont en
proie à de véritables angoisses, la douleur devient intolé-
rable et ne tarde pas à influencer les autres fonctions. Le
malade ne peut dormir, l'appétit diminue ou cesse complétement, les digestions deviennent plus lentes, plus difficiles;
des étourdissements, des vertiges, différents troubles, notamment du côté de la vue, viennent s'ajouter à cet état
général de malaise qui indique un organisme qui souffre. Je
ne veux pas dire que la céphalée seule produise de tels désordres, il faut évidemment tenir compte de l'action directe
de la syphilis sur l'économie, or, on sait qu'elle amène tout
d'abord une diminution des globules sanguins, diminution
telle qu'il en résulte quelquefois une véritable chlorose syphilitique.

Il est assez rare, à la période secondaire, de voir la céphalée exister seule, elle est souvent accompagnée de quelque autre manifestation de la diathèse, mais il faut avouer
ue les accidents concomitants ne sont pas toujours de

nature, comme le montre l'observation suivante, à éclaircir le diagnostic.

OBSERVATION I. — **Céphalée, embarras gastrique, roséole.**

Le nommé B.. Joanny, âgé de 24 ans garçon de salle, est entré la 16 juillet 1873 à l'hôpital de la Charité, salle Saint-Charles n° 24, service de M. G. Sée.

Quelques jours avant son entrée à l'hôpital, ce malade a été pris d'un malaise général, d'un violent mal de tête siégeant aux deux tempes et à l'occiput sans exacerbation nocturne, il est pris en même temps de douleurs dans toutes les articulations, de perte d'appétit, il avait, à son dire et à la même époque des nausées et de la fièvre, cependant il n'a jamais eu de frissons.

Un médecin de la ville lui fait prendre un vomitif, son état ne s'améliorant pas il rentre le 16 juillet dans le service, où nous constatons la série des phénomènes ci-dessus indiqués, peau chaude, 80 pulsations, yeux larmoyants, visage coloré, langue sale, épaisse. On constate en outre des taches rosées sur tout le corps, ces taches, au dire du malade, n'existent que depuis deux ou trois jours ; chapelet ganglionnaire très-prononcé aux aines des deux côtés ; aucune plaque muqueuse.

Le malade nous raconte qu'il y a un an environ, il eut sur le prépuce une ulcération qui fut très-longue à guérir, elle durait depuis un mois, quand il alla en consultation à l'hôpital du Midi. On lui donna 60 pilules, à prendre une par jour. Sous l'influence de ce traitement, l'ulcération disparut promptement. Le malade prétend qu'il n'a pas eu d'accidents d'aucune sorte jusqu'à cette époque.

En présence de l'état gastrique que présente ce malade on donne, avant de recourir au traitement spécifique, une bouteille d'eau de Sedlitz.

Il garde le repos jusqu'au 21, son état ne s'améliorant nullement on commence à faire des frictions avec 5 grammes d'onguent mercuriel, double, on donne en même temps chlorate de potasse 5 grammes.

Dès le 22 le malade se trouve mieux, la langue est moins chargée, la céphalée est moins vive, les douleurs articulaires sont les mêmes. — Pas d'appétit.

23 la roséole commence à pâlir. L'appétit commence à revenir.

Le 25 la roséole a complètement disparu. L'appétit est revenu, pas de céphalée, il n'existe plus que des douleurs articulaires qui sont pourtant bien moins vives que lors de son entrée à l'hôpital.

Cet embarras gastrique est-il lié à la diathèse syphilitique ? Il me semble qu'on est autorisé à répondre par l'affirmative, en considérant d'une part le résultat si prompt, si efficace du traitement spécifique ; d'autre part, l'impuissance des vomi-purgatifs à modifier cet état qui cède d'ordinaire à leur emploi.

OBSERVATION II. — **Roséole, céphalée, fièvre, amélioration rapide par la liqueur de Van Swicten.**

La nommée B... Jeannette, cuisinière, âgée de 42 ans, est entrée le 19 juin 1873 à l'hôpital de la Pitié, salle Notre-Dame, n° 45, service de M. Lorain.

Cette femme qui rend très-bien compte de son état nous dit que vers la fin de mai, dix jours après le dernier rapprochement sexuel quelle a eu, elle a été prise de démangeaisons aux parties génitales qui sont devenues rouges, tuméfiées ; elle n'a pas connaissance d'avoir eu une ulcération. Ce premier phénomène a coïncidé avec les règles qui ont été beaucoup plus douleureuses que d'habitude. Après quelques lotions avec de l'eau de guimauve, ces accidents diminuent, mais ne cessent pas complètement.

Trois semaines plus tard, la malade s'aperçoit qu'elle a des rougeurs sur les jambes, elle assure qu'elle n'en a pas eu ailleurs. Elle est prise en même temps de douleurs atroces de tête avec des éblouissements et des bourdonnements d'oreilles, la céphalée est intermittente sans exacerbation nocturne. Cette femme a encore présenté des symptômes d'embarras gastriques, elle a eu de fréquentes envies de vomir, elle vomit des glaires à deux reprises différentes. La céphalée diminue après quelques jours et fait place à une névralgie temporale droite très-douloureuse avec exacerbation nocturne. En même temps, elle est prise, toutes les nuits vers une heure du matin de fièvre commençant par des frissons très-forts, aux frissons succède un sentiment de chaleur assez prononcé, les sueurs manquent le plus souvent et sont très-rares quand elles existent. Cet état dure environ deux heures. Inappétence, ce que mange la malade lui donne mal au cœur. C'est cet ensemble d'accidents qui la fait entrer le 19 juin à l'hôpital.

On constate une syphilide papuleuse généralisée, de nombreuses plaques muqueuses sur les grandes lèvres, adénopathie cervicale et inguinale, croûtes dans les cheveux qui ne tombent pas et qui, d'après la malade, ne seraient jamais tombés. Un examen fait au spéculum ne démontre rien. Douleurs névralgiques, mêmes accès de fièvre.

Traitement, liqueur de Van Swicten deux cuillerées à bouche. — Bains deux fois par semaine.

24 juin. — Les douleurs névralgiques et la fièvre ont disparu, il existe toujours de l'inappétence et un sentiment général de malaise.

1er juillet. — La fièvre et les douleurs n'ont pas reparu, les syphilides commencent à blanchir, sur les jambes elles ont une teinte cuivrée plus prononcée. La malade se plaint de maux d'estomac, inappétence très-prononcée. Les gencives sont rouges et tuméfiées, légère salivation.

10 juillet. — Les syphilides tendent de plus en plus à disparaître, les accidents antérieurs n'ont pas reparu, la malade se plaint seulement de faiblesse elle se fatigue vite en marchant. L'appétit est un peu meilleur.

12 juillet. — L'amélioration continue, la malade quitte l'hôpital.

A côté de la céphalée, il n'est pas rare d'observer séparément ou concurremment avec elle, comme dans l'observation précédente , non-seulement des douleurs vagues et erratiques, mal localisées, sans irradiation bien définie sur le trajet d'un rameau nerveux, mais encore de véritables névralgies, fixes, nettement situées sur le trajet d'un nerf. Les nerfs encéphaliques sont plus souvent atteints, aussi les névralgies du front et de la tête sont-elles de beaucoup plus communes que celles des autres régions. Il est bon d'ajouter que toutes les parties du système nerveux périphérique peuvent également subir les atteintes de la syphilis; aussi trouvons-nous, en parcourant les auteurs qui se sont occupés de cette question, des exemples de névralgies intercostales, lombo-abdominales, mammaires, crurales, sciatiques, cervicales et cervico-brachiales. Hasse, dit n'avoir observé ces manifestions de la syphilis que chez des malades atteints de périostite ou d'ostéite spécifique. Il n'est pas douteux, je pense, que la compression des nerfs, soit par des périostoses occupant les canaux osseux, traversés par les nerfs, soit encore par des exostoses ou des gommes, puissent déterminer des névralgies ; mais quand elles apparaissent peu de jours après le développement de la roséole, quand elles sont précoces comme dans le cas que cite M. Zambaco (1), je crois que la périostite ne doit pas être mise en cause. Tout en restant dans le domaine des hypothèses, ne pourrait-on pas invoquer un processus congestif des nerfs ou de leur enveloppe de même que M. Gübler invoque une poussée congestive du côté du foie pour expliquer l'ictère syphilitique ? Ces névralgies apparaisseut ordinairement au début ou dans le cours des syphilides exanthematiques ; elles sont assez souvent intermittantes, fugaces; les tempes, le front et l'occiput sont leur siége ordinaire. Nous n'observons aucune modification dans le volume, la forme, la coloration de la partie affectée, si elles ne coexistent pas avec quelques autres manifestations de la diathèse leur diagnostic n'est possible que par voie d'exclusion. Peut-être sont-elles un peu plus irrégulières, plus capricieuses dans leur marche, il y a bien encore l'exacerbation nocturne,

---

(1) Zambaco. Des affections nerveuses syphilitiques, ouvrage couronné par l'Académie de médecine, Paris 1862, p. 137.

notée pour tous les accidents douloureux syphilitiques, mais c'est un signe qui n'a pas une valeur absolue. A vrai dire, le seul caractère propre de ces névralgies c'est leur spécificité hautement démontrée par l'efficacité merveilleuse du traitement anti-syphilitique, alors quelles résistent aux autres médications. A l'appui de ces faits j'ajouterai l'observation suivante :

OBSERVATION III.
Chancre, roséole, périostose légère, névralgie faciale et occipitale traitée sans succès par le sulfate de quinine, guérie en quatre jours par l'iodure de potassium.

La nommée J. Berthe, âgée de 38 ans, journalière, née à Saint-Iriex (Creuse), malade depuis le commencement de février, est entrée le 2 mai 1866 à l'*Hôtel-Dieu*, salle St-Bernard, n° 17.

Cette femme raconte que dès l'âge de sept ans, elle fut atteinte d'une fièvre intermittente qui céda promptement à un traitement qui lui fut donné. A l'âge de 28 ans elle eut de nouveaux accès de fièvre intermittente qu'on traita par le sulfate de quinine, et qui cédèrent pour ne plus reparaître tant qu'elle fût dans son pays. — Il y a plusieurs années qu'elle habite Paris. Au mois de février, sous l'influence de la lactation et de beaucoup de fatigue, elle est de nouveau reprise par la fièvre qui céda promptement au sulfate de quinine et au vin de quinquina. Cette malade qui travaille beaucoup et qui est nourrice a senti ses forces décroitre sensiblement depuis deux mois ; elle prétend qu'elle n'a jamais eu d'accidents aux parties génitales, néanmoins elle s'aperçut, il y a trois semaines environ, qu'elle avait sur le tronc et principalement sur le ventre, des taches rouges analogues à celles de la rougeole. Aujourd'hui cette éruption est à peu près entièrement effacée, c'est à peine si on voit de petits grains rouges à la surface de la peau du ventre. Le foie déborde un peu les fausses côtes, la rate est plus volumineuse qu'à l'état normal. Depuis quelques jours cette femme accuse des douleurs de tête qui surviennent tous les soirs pour ne disparaitre que le lendemain matin. On songe à la syphilis, bien que la malade, dans la version qu'elle nous fait actuellement, nous dise que ces douleurs surviennent après les repas. Dans une seconde version, qui paraît plus vraisemblable, cette femme prétend que ses douleurs apparaissent à six heures du soir. En tous cas, voici ce qu'on note actuellement : points douloureux sus et sous orbitaires plus prononcés à gauche qu'à droite, point douloureux sur le trajet du nerf occipital gauche, les douleurs sont continues avec paroxysme le soir, adénopathies cervicales, deux ou trois ganglions de chaque côté, légères périostoses sur les clavicules et sur la tête du péroné droit, dans ce dernier point la douleur est très-forte. Les ganglions inguinaux sont petits, durs, mobiles, le fond de la gorge et la luette sont très-rouges, les glandes de cette région sont toutes hypertrophiées.

Traitement : sulfate de quinine, 0,60 jusqu'à 1 gramme con-

tinué plusieurs jours sans aucun résultat. Pensant alors plus
sérieusement à la syphilis, on commence par lui donner 1
gramme puis 1 gramme 50 d'iodure de potassium. Ces névralgies que le sulfate de quinine n'avait pu calmer, avaient complétement disparues le 5e jour du traitement. Les ganglions
cervicaux deviennent plus petits, pas de plaques muqueuses,
l'enfant se porte bien il n'a rien du côté des parties, les exostoses claviculaires et péronières ont disparu, les douleurs de
tête n'ont pas reparu, la malade sort le 26. (1)

Les manifestations de la diathèse syphilitique sont telle-
ment nombreuses et variées, qu'il n'existe pour ainsi dire,
aucun trouble dans l'économie qu'on ne puisse rattacher à
cette terrible maladie. Aussi, à côté d'une exaltation de la
sensibilité allons-nous avoir à noter un phénomène tout-à-
fait opposé, je veux parler de la diminution de la sensibilité qui est même quelquefois complétement abolie. Ce
singulier phénomène a été noté dès 1864 par Hammond ;
cet auteur remarqua que dans les manifestations éruptives,
notamment la roséole il existait une diminution de la sensibilité non seulement sur la peau affectée d'éruptions mais
encore sur les parties restées saines ; au moyen de l'æsthé-
siomètre on peut, d'après M. Hammond, parvenir à connaître le degré de sensibilité perdue. Ces troubles intéressent quelquefois la sensibilité dans la perception du phénomène douleur (analgésie), d'autrefois au contraire ils
intéressent les sens (anesthésie), d'autrefois enfin c'est la
sensation de la température qui est abolie. Toutes ces im-
pressions, dites sensitives, ne sont que le résultat de sen-
sations multiples ; à l'état sain, toutes fonctionnent simultanément d'une façon régulière, dans certains cas, patholo-
giques au contraire, elles se dissocient et persistent à l'exclusion les unes des autres. M. Fournier, dans ses leçons
sur la syphilis, fait à ce propos une remarque curieuse.
« L'analgésie syphilitique dit cet auteur, peut exister avec
ou sans anesthésie, mais la réciproque n'est pas vraie.

---

(1) M. Lanceraux, qui a bien voulu me communiquer cette observation,
la fait suivre des réflexions suivantes :

« Il est à noter que l'enfant était bien portart. La syphilis avait été
contractée depuis la naissance. Malgré l'allaitement, l'enfant ne contracta
rien sous nos yeux, ce qui prouve bien que le lait n'est pas contagieux. La
mère n'eut aucune plaque muqueuse ni au sein ni ailleurs. »

2

L'anesthésie syphilitique ne se produit jamais ou presque jamais que coïncidemment avec l'analgésie, il semble quelle ne saurait exister seule. Je n'ai pas rencontré une seule malade qui fut simplement anesthésique sans être insensible à la douleur. — Ces phénomènes sont notés dans nos observations IV et V.

OBSERVATION IV.

Syphilis secondaire, anesthésie, analgésie sur le trajet du cubital, boulimie, polydipsie, courbature, fièvre, soif, insomnie. Guérison rapide avec l'iodure de potassium.

La nommée G. Françoise, corsetière, entre le 8 août 1871, salle Ste-Eugénie, nº 10, service de M. Lancereaux, fille très-forte, au mois de janvier elle contracte un chancre sur la lèvre droite qui dure trois semaines. Cet accident n'a pas été traité. En février : éruption généralisée, croutes dans les cheveux. Aujourd'hui nous voyons des taches de couleur café au lait, les unes de la dimension d'une petite lentille, les autres d'une pièce de vingt centimes, au niveau des plus larges il existe une petite cicatrice (ecthyma probable). La malade dit n'avoir eu qu'une seule éruption, un médecin consulté a fait faire des frictions avec l'onguent napolitain et a donné de l'iodure de potassium. Amélioration notable.

Il y a un mois et demi ou deux, pendant le cours de cette éruption, la malade était courbaturée, peau brûlante, fièvre, soif plus considérable la nuit que le jour, insomnie. La malade prétend n'avoir jamais eu de plaques muqueuses. Cette femme quoique brune, sèche, d'un tempérament nerveux, ne présente aucun phénomène d'hystérie. Il y a deux mois, elle a éprouvé comme des fourmillements, un sentiment d'engourdissement dans l'auriculaire et l'annulaire droits, elle s'est aperçue en même temps que la sensibilité était abolie sur le côté interne du bras, elle a aussi constaté que la main de ce côté avait moins de force musculaire.

Nous constatons à son entrée qu'il existe une anesthésie complète de la peau de toute la partie interne de l'avant-bras et des deux doigts sus-nommés. Cette anesthésie disparaît insensiblement à mesure que l'on se rapproche de la ligne médiane. Bains sulfureux tous les deux jours, iodure de potassium, 1 gramme. Sous l'influence de ce traitement nous voyons reparaitre assez promptement la sensibilité ; la malade, dès le 15, sent les pincements et les piqûres d'épingles. La sensation tactile est plus obtuse, il en est de même de la sensation du froid. Le 20, la sensibilité était à peu près normale. Dans le cours de son éruption, cette femme a eu, à plusieurs reprises, une exagération notable de l'appétit, une véritable boulimie avec polydipsie.

Disons que ce trouble de la sensibilité est variable dans son intensité, quelquefois elle n'est simplement qu'un peu émoussée, d'autrefois au contraire elle est complètement éteinte. — Son siége de prédilection dit M. Fournier est

aux membres supérieurs et plus particulièrement sur la
face dorsale du métacarpe. La sensibilité spéciale peut
être aussi plus ou moins altérée ; on voit des malades se
plaindre de troubles de la vue, de bourdonnements d'oreille,
il existe même quelquefois de la dureté de l'ouïe, plus rarement on constate l'abolition ou la simple perversion de
l'odorat et du goût.

A côté de l'anesthésie et de l'analgésie on a aussi noté
une exaltation de la sensibilité (hyperesthésie) ; elle est relativement rare chez les syphitiques si on la compare aux
autres troubles de la sensibilité. Elle est ordinairement
limitée, ne dépassant jamais les limites d'une région ou
d'un organe : ainsi elle peut envahir le cuir chevelu, et le
contact le plus léger, celui d'un peigne par exemple, provoque une douleur plus ou moins grande. La nuque, les
seins, l'épigastre, les membres mêmes peuvent être le siége
de l'hyperesthésie. La partie affectée ne présente aucune
coloration anormale. Le caractère essentiel de l'hyperesthésie est de ne se révéler que par l'application ou le contact des excitan's naturels de la sensibilité : ainsi, quand
on vient à toucher ou presser fortement la peau qui est le
siége de ce phénomène on ne détermine pas de douleurs,
si au contraire on en effleure légèrement la surface, les
malades éprouvent immédiatement une sensation douloureuse.

Ces divers troubles éclatent presque toujours dans les
premiers mois de la période secondaire, conjointement
avec d'autres accidents de cette période, éruptions exanthématiques, plaques muqueuses, etc.

PARALYSIES SECONDAIRES. — La paralysie, quoique rare
à cette période, n'en existe pas moins. Basserau (1) a observé deux cas d'émiplégie faciale peu de temps après le
début d'une syphilide érythémateuse. Davaine (2) a vu sur-
venir cette affection un mois après les accidents primitifs.
MM. Léon Gros et Lancereaux, dans leur traité des affec-

(1) Bassereau. Traité des affections de la peau sympt de la syphilis,
(2) Davaine. Comptes-rendus de la Société de biologie, t. IV, p. 169.
1862.

tions nerveuses syphilitiques, en citent six nouveaux
exemples. L'hémiplégie faciale est assurément la plus commune des paralysies de cette période ; elle est ordinairement subite, incomplète, comme le montrent les observations des auteurs que je viens de citer ; pourtant M. Fournier dit avoir observé des hémiplégies complètes dès le
sixième mois de l'infection chez des sujets jeunes. Les malades ne perdent pas connaissance comme dans les hémiplégies de cause apoplectique. Dans les jours qui précèdent, ils sont pris de céphalée, de vertiges, d'éblouissements, ils se sentent moins solides sur leurs jambes et ils
ne tardent pas à s'apercevoir que les membres sont de
plus en plus faibles, la paralysie est en quelque sorte
graduelle.

Je ne ferai que mentionner, d'après M. Fournier, une
dyspnée intermittente, éphémère, apparaissant surtout le
soir, sans cause appréciable, et que pour cette raison
peut-être on a attribué à la syphilis. Il en est de même de
palpitations passagères qui ont néanmoins offert cette
particularité de céder promptement à un traitement antidiathésique.

Certains auteurs ont encore attribué à la syphilis la sin-
gulière propriété de stimuler, de réveiller certaines névroses, notamment l'hystérie, l'épilepsie. La chose ne paraît pas invraisemblable, connaissant d'une part le retentissement de la syphilis sur le système nerveux, sachant
d'autre part qu'une perturbation physique, une commotion
morale, peuvent réveiller ces névroses. Quoi qu'il en soit,
les attaques épileptiformes sont bien plus rares dans cette
période que dans la suivante.

Mais si la syphilis exalte le système nerveux dans une
circonstance donnée, dans une autre elle jouit d'une propriété dépressive non moins grande. En examinant l'état
général du syphilitique, on voit toutes les fonctions lan-
guissantes, une diminution notable des forces, un sentiment
de malaise, de la courbature, de l'embarras gastrique, de
la fièvre et une anémie plus ou moins profonde, tous phénomènes révélant l'appauvrissement d'un organisme qui
marche malheureusement quelquefois très-vite à une véri-

table cachexie. Le cerveau ne reste pas étranger à de tels désordres, il se met au même diapason que toute l'économie, lui aussi vient témoigner qu'il souffre ; il devient moins apte à un travail intellectuel qui le fatigue et auquel il se refuse bientôt, il tombe dans un état de torpeur et d'engourdissement ; il semble en un mot, que le virus syphilitique, dans une circonstance donnée, puisse produire sur le cerveau une impression analogue à celle que produit une basse température sur un animal à sang froid. C'est cet état que M. Fournier a décrit sous le nom d'asthénie nerveuse (1), « accident rare, exceptionnel même, dit cet auteur, il ne se produit guère que chez la femme qui imprime à la syphilis une physionomie spéciale en la transformant pour ainsi dire à son image. »

Sont-ce là les seuls troubles nerveux qui incombent au syphilitique ? Nous avons noté au début de la période secondaire un alanguissement de l'appétit qu'on peut rattacher aux différents troubles que nous avons noté plus haut, mais en est-il de même d'un phénomène absolument inverse, c'est-à-dire d'une exagération considérable de l'appétit, associée à une augmentation notable de la soif? (observation III). C'est un phénomène exclusivement secondaire, dit M. Fournier, se rencontrant dans la syphilis à manifestations nerveuses, se produisant généralement dans les premiers mois, quelquefois aussi au début même de cette période, coïncidemment avec la première poussée des accidents généraux.

OBSERVATION V. — **Syphilis cutanée, muqueuse, boulimié, et fièvre, insomnie, algidité périphérique, battement du cœur. — pouls faible. — céphalalgie — analgésie.**

D... Stéphanie, couturière, 18 ans entre le 18 mai 1869 à Lourcine salle St-Clément n° 30.

Bonne santé habituelle. Tempérament lymphatique, règles régulières depuis l'âge de 14 ans, sujette à ce qu'elle appelle des crises nerveuses c'est-à-dire des défaillances passagères avec des mouvements convulsifs — Elle se dit malade depuis un mois, époque où elle a vu des boutons à la vulve, un pharmacien lui a fait prendre une trentaine de pilules dont elle ignore la composition.

---

1) Fournier. Leçons sur la syphilis. 1873.

État actuel — A la partie inférieure de la grande lèvre gauche, chancre induré, plaques muqueuses confluentes sur les
grandes lèvres — pléiade inguinale, roséole erythémato papuleuse; céghalalgie insomnie, depuis une quinzaine accès de
fièvre quotidiens se manifestant vers cinq heures du soir et
durant deux heures environ — éruption crouteuse du cuir
chevelu — souffle cardiaque doux au premier temps et à la
base; souffle vasculaire assez intense.

Dans ces derniers jours faim continuelle et soif intense
coïncidant avec un malaise général très-accentué et des accès
de fièvre quotidiens. Traitement : sirop d'iodure de fer,
lotions à la liqueur de Labarraque, pansements à l'oxyde de
zinc. Bains.

Les jours suivants mêmes symptômes, il s'y ajoute des
douleurs très-vives dans les deux temps et un sentiment de
courbature générale. Boulimie continue, soif très-intense —
fièvre quotidienne irrégulière se produisant toujours le soir
mais à des heures différentes. Sueurs profuses des extrémités
même en dehors des accès fébriles. Rate normale, aucun an-
técédent de fièvre intermittente.

Boulimie et fièvre persistent quinze jours malgré un traitement spécifique ; la température dans quelques-uns des accès
fébriles s'élève jusqu'à 49,8. — De plus, syphilides, cutanées
et muqueuses ; troubles nerveux multiples ; epigastralgie,
douleurs circonscrites à l'appendice xiphoïde céphalée, insomnie, langueur, accablement profond ; phénomènes analgé-
siques aux extrémités supérieures.

Le 12 juin la fièvre prend le type continu, la boulimie
s'apaise et fait place à de l'inappétence, soif toujours très-vive,
persistance des troubles nerveux.

La fièvre persiste jusques au 20 juillet, céphalée, algidités
pérépheriques, insomnie nocturne et pendant quelques jours
somnolence continue, persistance des phénomènes analgési-
ques.

Amélioration fin juillet époque à laquelle elle quitte l'hôpital.

Le traitement antidiathésique prescrit à cette malade fut
assez irrégulièrement suivi pour qu'il n'y ait pas lieu d'en
tenir compte. — (Courtaux, fièvre syphilitique thèse Paris
1871.)

Cette observation outre les faits qu'elle contient, est
encore remarquable par l'association étrange de sympto-
mes qui semblent s'exclure l'un l'autre. Je veux parler de
l'exagération notable de l'appétit coincïdant avec une
fièvre assez intense.

Comme on vient de le voir par nos observations, la
fièvre n'est pas un phénomène rare dans les manifestations
de la syphilis. La vérole ne connaît pas la fièvre, disait-
on, avant Hunter, ce grand syphiliographe (1) qui a en-

____

(1) John Hunter. Traduction de Richelot, avec notes de Ricord. Paris
1836, p. 535.

trevu tous les accidents de la diathèse, n'a pas oublié de
noter la fièvre. « Les altérations locales de la syphilis
constitutionnelle, dit cet auteur, s'accompagnent ordinairement de fièvre, d'agitation, d'insomnie et souvent de
céphalalgie » voulant caractériser cette fièvre, il ajoute : (1)
« cette fièvre ressemble d'abord à la fièvre rhumatique,
au bout d'un certain temps elle participe beaucoup de la
fièvre hectique. »

Un point non moins important et qu'il nota le premier,
est celui-ci : « Ces symptômes se manifestent souvent indé-
pendamment de toute action locale et sans en être accompagnés; il est très-difficile de reconnaître la véritable nature de la maladie. Plusieurs de ces symptômes cèdent à
l'emploi du mercure, et c'est peut-être la seule circonstance
qui puisse me porter à admettre qu'ils dépendent de la
présence du virus syphilitique. »

Malgré une précision si remarquable, beaucoup d'auteurs
après lui ont continué à dire que la syphilis était essentiellement apyrétique ; d'autres, tout en admettant la fièvre, la regardent comme un épiphénomène subordonné à
d'autres symptômes ; d'autres, enfin, la considèrent comme
une maladie intercurrente. MM. Ricord, Bassereau, Bazin,
et Hardy n'ont pas manqué de noter la fièvre dans les
phénomènes prodomiques de la deuxième période de la
syphilis ; toutefois, ce phénomène avait peu fixé l'attention
des auteurs, et personne que je sache n'avait décrit à part,
la fièvre syphilique.

Les travaux de M. Lancereaux (2), ceux de M. Fournier (3), enfin une thèse de M. Courtaux (4) sont venus
montrer que la syphilis était fréquemment cause d'accidents
fébriles, que la fièvre non-seulement peut précéder ou
accompagner une éruption, ou tout autre accident secondaire, mais qu'elle peut être indépendante et exister
comme manifestation unique de la diathèse. Sur 1,120
femmes entrées à l'hôpital pour toute espèce de manifes-

---

(1) John Hunter, loc. cit.
(2) Lanceraux. Traité de la syphilis, 1866.
(3) Fournier, Leçons sur la syphilis, 1873;
(4) Courteux. De la fièvre syphilitique. Thèse, Paris 1871.

tations secondaires, M. Fournier dit que 351 ont présenté
des phénomènes fébriles, encore ajoute-t-il, que ce chiffre
de 1 sur 3 est inférieur à la vérité, car nombre de malades qui figurent dans cette statistique comme n'ayant pas
eu de fièvre, n'ont été observées que pendant un temps
très-court et ont pu présenter plus tard des accidents fébriles. M. Courtaux va plus loin ; il prétend que sur dix
femmes, six ou sept au moins, sont atteintes de fièvre spécifique.

Il n'entre pas dans mon sujet de décrire les différentes
formes typiques de la fièvre syphilique. Je dirai néanmoins
quelle simule le plus souvent le type intermittent et que
pour cette raison, on a pu croire à l'existence d'une fièvre
intercurrente paludéenne, d'autres fois au contraire elle
est continue avec paroxysme (forme rémittente). Pour peu
qu'il y ait de la céphalalgie de la stupeur, des épistaxis
on ne sera pas loin de penser à la fièvre typhoïde. Il est bon
de noter que rarement les accès fébriles syphilitiques sont
aussi violents et aussi réguliers que dans la fièvre intermittente, miasmatique. La rate conserve son volume normal, enfin le sulfate de quinine n'a aucune prise sur ces
accidents. Pour ce qui est de la fréquence du pouls,
M. Lancereaux dans son traité de la syphilis s'exprime
ainsi : « La fréquence du pouls n'est pas très-considérable ;
cependant on compte par fois jusqu'à 110 pulsations et plus
particulièrement chez les femmes. De son côté M. Courtaux dans sa thèse dit : « Dans de beaucoup de cas la
fièvre est modérée, le pouls atteint 96,100 pulsations, le
thermomètre s'élève à 38°, 38°, 5 centigrades. Mais en
revanche, nous avons observé des cas ou la fièvre syphilitique présentait le pouls de la pneumonie on de la dothie-
nenterie 120, 130, 138 pulsations, une température s'éle-
vant à 39° 4, 39° 6, 40° 6 centigrades et plusieurs fois jusqu'à 41° 7. Mais ici encore, disons que le traitement
viendra au besoin lever tous les doutes.

J'ai cru devoir, avant de terminer ce chapitre, dire un
mot de la fièvre syphilique, non que je la considère comme
un accident purement nerveux, mais bien parce qu'elle
précède ou accompagne souvent ces accidents et qu'elle

nous servira de signe différentiel entre ceux de la deuxième et ceux de la troisième période où elle fait complètement défaut.

ACCIDENTS TERTIAIRES.

Dans cette période, comme dans la précédente, la syphilisé tend ses ravages sur toutes les parties de l'organisme « Des organes divers dit. M. Lancereaux (1), n'ayant de commun que l'élément conjonctif, deviennent isolément ou simultanément le siége de modifications multiples qui se traduisent toujours à part quelques différences de forme, par des lésions très-analogues sinon identiques. » Mais ce ne sont plus des altérations superficielles, passagères, ce ne sont plus de simples hypérémies avec ou sans exsudation, des inflammations légères et peu durables, ce sont des altérations profondes essentiellement lentes dans leur évolution et marquées au coin des inflammations chroniques, tantôt étendues et disséminées dans un même organe, elles sont surtout comparables aux phlegmasies scléreuses; tantôt mieux délimitées et circonscrites, ces altérations se rapprochent des néoplasies, apparaissent sous forme de nodules ou de tubercules. » C'est pour cela que M. Lancereaux appelle cette période : *la période des productions gommeuses.*

Le début des accidents de cette période est lent, insidieux : ils ne provoquent jamais de phénomènes fébriles ou réactionnels que nous avons notés dans les accidents de la 2e période (voir observations suivantes). Mais ce qui distingue encore ces accidents des précédents, ce n'est pas seulement leur durée qui est plus longue, mais surtout leur terminaison. « Les lésions de la période secondaire ne laissent aucune trace appréciable de leur passage, ici, les localisations anatomiques qui nous occupent altèrent ou détruisent plus ou moins profondément l'organe au sein duquel elles existent, et produisent le plus souvent des désordres irrémédiables, ce sont dans le cas d'hyperplasie diffuse des sillons et des dépressions plus ou moins profondes

---

(1) Lancereaux. Traité de la syphilis. 2e édition.

sous forme cicatricielle, désordres qui résultent d'une propriété spéciale à toutes les nouvelles formations de substance conjonctive définitivement organisées et dont le tissu cicatriciel est le prototype; ce sont dans le cas de production gommeuse, des rétractions partielles, circonscrites, toutes les fois qu'il y a résorption du produit; des ulcérations et des cicatrices indélébiles, profondes lorsqu'il y a ramollissement et élimination. » (Lancereaux, traité de la syphilis.)

Ces accidents ne surviennent plus quelques mois après la contagion, mais une ou plusieurs années, quelquefois vingt ans et plus lorsque le malade, n'ayant pas vu de manifestations depuis longtemps, se croit à l'abri des accidents de cette nature.

Toutes les parties du système nerveux peuvent subir les atteintes de la syphilis ; mais il faut reconnaître que l'encéphale et les nerfs crâniens sont plus souvent influencés que les nerfs rachidiens. Les lésions sont directes et indirectes, il est facile de comprendre qu'une gomme développée soit sur le périoste et les os, soit sur les méninges ou toute autre partie proche d'un rameau nerveux, amènera par compression, des troubles fonctionnels analogues à ceux que produirait une lésion de la substance nerveuse elle-même. Chaque organe traduisant fatalement sa souffrance par des symptômes particuliers et en rapport avec la fonction qui lui est dévolue, il est facile de comprendre que les phénomènes observés varieront avec la partie lésée ; indiquer ces variétés serait me contraindre à passer en revue toute la physiologie du système nerveux, et il n'entre pas dans mon sujet de le faire.

« Aucun désordre cérébral n'est étranger à la syphilis encéphalique, dit M. Lancereaux dans son ouvrage, pourtant grâce à des localisations morbides assez spéciales, ces manifestations peuvent se rattacher à un petit nombre de types cliniques. L'un de ces types a pour principal phénomène une paralysie plus ou moins étendue, rarement partielle et localisée, cette paralysie revêt d'ordinaire la forme hémiplégique. » « Les faits, où la démence est le désordre prédominant, constituent un second type clinique. » Dans un

troisième cadre rentrerait enfin une série de symptômes se rattachant plus particulièrement à la présence
de produits gommeux de l'encéphale. Une céphalée plus ou
moins violente et persistante, des étourdissements, des
vertiges, des pertes subites de connaissance ou des attaques analogues aux attaques apoplectiques. Les convulsions
cloniques ou accès épileptiformes s'observent principalement quand les gommes occupent la périphérie de l'encéphale.

Les auteurs ont aussi décrit une méningite syphilitique.
De toutes les enveloppes cérébrales, la dure-mère est celle
qui serait le plus souvent atteinte. Les troubles fonctionnels varient naturellement suivant le siége et l'étendue des
altérations, ce sera tantôt une céphalée continue persistante, localisée, accompagnée de vertiges, d'étourdissements,
d'autrefois ce sera un trouble de la parole, voire même
une aphasie complète si le dépôt siége au niveau des circonvolutions cérébrales antérieures, des vomissements, de
l'ivresse indiqueront que le cervelet est pris, de même que
la polyurie et la glycosurie indiqueront une lésion du
bulbe. Les affections des méninges sont lentes dans leur
développement, elles offrent, surtout au début, une marche
intermittente.

Les enveloppes de la moelle, peuvent aussi être le siége
de dépôts syphilitiques. Une rachialgie localisée, ordinairement intense, surtout la nuit, est le plus souvent le premier phénomène causé par ces productions; d'autrefois
c'est à l'extrémité des cordons nerveux que se fait sentir
la douleur qui n'a jamais dans ce cas, ni l'intensité, ni la
rapidité des douleurs de l'ataxie locomotrice, ce qu'on
observe le plus souvent du côté de la moelle ce sont encore
des paralysies; J. Frank considère la syphilis comme étant
une des causes les plus communes de la paraplégie. Les
membres inférieurs sont ordinairement seuls paralysés;
néanmoins M. Landry a vu la paralysie gagner les membres
supérieurs; elle est rarement accompagnée de contractures,
elle survient presque toujours longtemps après l'infection
de l'économie, elle a un début lent, progressif, mais parfois
stationnaire.

De même que l'encéphale et la moëlle, les nerfs sont passibles de lésions syphilitiques, ces lésions ne sont pas toutes directes, une extose, une gomme des organes voisins sont autant de causes capables non-seulement de modifier, mais aussi de détruire leur fonction. Il suffit de connaître le rôle physiologique propre à chaque nerf pour arriver au diagnostic du siège de la lésion, car chacun d'eux traduit fatalement sa souffrance par des symptômes particuliers en rapport avec sa fonction. Je m'abstiendrai donc de faire l'étude symptòmatique de chaque paire nerveuse en particulier.

OBSERVATION VI. — **Chancre, réséole, plaques muqueuses, attaques épileptiformes, hyperesthésie, anesthésie, analgesie, hémiplégie gauche.**

Le nommé T. Charles, âgé de 19 ans, mécanicien, est entré le 4 juillet 1873 à l'hôpital de la Pitié, salle St-Michel, service de M. Lorain.

Ce jeune homme nous raconte qu'au mois de septembre 1871 il a contracté un chancre qui a duré environ une vingtaine de jours. Au mois de janvier 1872 il voit sur les membres et sur le tronc quelques taches rouges, presque en même temps il a des croûtes dans les cheveux qui sont tombés pendant très-longtemps ; à la même époque il est pris d'un mal de gorge qui a résisté aux gargarismes que son médecin lui a prescrits. À ce moment il avait déjà mal à l'anus, ce mal ne faisant que s'accroître il va voir M. Lorain qui le fait entrer dans son service vers le milieu de février et qui l'a soigné, pour des plaques muqueuses confluentes, avec de la teinture d'Iode. Ce malade sort au commencement de mars imcomplétement guéri, aussi est-il contraint de revenir le 8 pour continuer son traitement ; il y reste huit jours et sort. Aucun accident n'est survenu durant le reste de l'année 1872.

Au commencement de 1873 ce malade qui avait déjà eu des maux de tête assez fréquents, voit la céphalée redoubler de fréquence et d'intensité surtout le soir ; peu de temps après il est pris d'une attaque avec perte de connaissance, on lui a dit qu'il s'était débattu ; 28 ou 30 jours après nouvelle attaque semblable à la suite de violents maux de tête ; comme la précédente, elle a été suivie de malaise général. Il va voir son médecin qui lui donne 4 grammes de bromure de potassium ; ce traitement commencé le 25 ou le 26 février, est continué jusques à son entrée à l'hôpital.

Le 12 avril, après de violents accès d'une céphalée bilatérale plus prononcée à gauche qu'à droite, avec exacerbation tous les jours vers les cinq heures du soir, ce malade est pris d'une faiblesse, il a le temps de s'asseoir, puis il perd connaissance. On lui a dit qu'il ne s'était pas débattu. Il n'a eu son entière connaissance que le lendemain matin ; se sentant courbaturé il reste au lit et ne s'aperçoit de rien plus. Le lendemain il va travailler c'est alors seulement qu'il s'aperçoit que son bras gauche est faible, si faible qu'il est forcé de laisser son travail. Il rentre chez sa mère, huit jours après environ il s'aperçoit que toute la partie gauche du tronc est très-sensible ; son médecin lui applique successivement deux vésicatoires, et lui fait prendre des douches. A la même époque, vingt trois jours de suite, il est pris d'épistaxis, le malade prétend qu'il rendait un verre de sang chaque jour, on lui a fait respirer une poudre où il y avait du musc.

A l'hypéresthésie qui a duré trois semaines environ, succéda une obtusion assez grande de la sensibilité qui est encore conservée pendant quelque temps.

Vers le 20 ou 25 juin, il s'aperçoit que son pied gauche est tourné en dedans, il est contraint de marcher sur le côté externe du pied, il va voir M. Lorain qui lui conseille d'entrer à l'hôpital.

Le lendemain ou le surlendemain il est pris de tiraillements dans les muscles de la face à gauche, cet état dure deux jours, le troisième il s'aperçoit qu'il a la bouche déviée à droite. Il a éprouvé en même temps une douleur assez forte dans le testicule gauche.

Le 3 juillet, il a ressenti une douleur assez intense aux malléoles à gauche. Dans ces derniers jours le malade a senti ses jambes devenir faibles, surtout le gauche, il peut marcher, mais il se fatigue promptement.

A son entrée on constate une hémiplégie gauche incomplète ; les mouvements du bras et de la jambe sont encore possibles, néanmoins le malade ne peut serrer que très-faiblement avec la main gauche, les objets qu'on lui présente. On constate en outre qu'il existe une anesthésie et une analgésie complètes de toute la moitié du corps à gauche, bien limitées en arrière aux apophyses épineuses des vertèbres, mais dépassant en avant de un centimètre à un centimètre et demi. la partie médiane du sternum; toute cette partie du corps est non-seulement insensible au toucher, mais aussi aux piqûres et aux brûlures. Appétit à peu près conservé, digestions faciles.

On lui prescrit : liqueur de Van Swicten, deux cuillerées à bouche. Iodure de potassium 1 gramme.

Le 8 juillet la dose d'iodure de potassium est portée à 1 gr. 50 centigrammes.

12 juillet, aucune amélioration sensible, la céphalée est pourtant moins grande, la bouche n'est plus déviée. Ce malade a ressenti hier des douleurs en ceinture à la région lombaire, diplopie à gauche, son œil pleure aussitôt qu'il essaye. de s'en servir seul, la pupille est aussi plus dilatée à gauche.

15 juillet mêmes douleurs lombaires apparaissant tous les jours vers les 8 heures du matin et vers 4 heures du soir, fourmillements dans le pied gauche, même insensibilité.

21 juillet, le malade est a peu près dans le même état il lui semble pourtant qu'il se fatigue un peu moins vite.

Telle n'est pas la marche des accidents secondaires, il est bon de remarquer néanmoins qu'il n'y a pas encore deux ans que le malade a contracté un chancre et qu'un temps relativement court, a suffi à la diathèse pour parcourir les deux premières périodes de son évoluion. La céphalée que nous avons également notée parmi les accidents secondaires, n'est pas continue et persistante comme celle de la troisième période, le traitement enfin, n'a plus cette efficacité que nous avons remarquée pour les accidents antérieurs.

OBSERVATION VII. — **Hémiplégie faciale gauche syphilitique.**
La nommée H. Anaise, sans profession, âgée de 28 ans, demeurant à la chaussée du Maine, est entrée le 14 juin 1871 à l'hôpital de la Charité, salle Sainte-Thérèse, n° 6.

Cette malade raconte qu'elle a passé, il y a trois ans, deux mois à l'Hôtel-Dieu où elle a pris des pilules et des sirops. Il y a dix ans elle a eu, dit-elle, une vaginite, puis peu de temps après ses cheveux sont tombés ; l'année suivante elle a eu une fièvre typhoïde grave.

Depuis trois semaines elle a de fortes douleurs de tête : il y a six à sept jours elle a été prise d'une hémiplégie faciale. Le médecin qui a soigné la malade au début de son affection lui a donné de l'iodure de potassium qu'elle a continué de prendre jusqu'à son entrée à l'hôpital.

Elle se plaint d'étourdissements depuis le début de sa maladie ; céphalalgie à droite, légère surdité du même côté, les douleurs sont toujours plus fortes la nuit que le jour. La sensibilité est conservée. Depuis la même époque la malade a des vomissements, un embarras gastrique très-prononcé.

La malade étant grosse, grasse et bien colorée, se plaignant d'oppression, de pituites, de vomissements et d'insomnie, M. Lancereaux, traita d'abord la malade par les purgatifs et les vomitifs, qui ne donnèrent aucun résultat, il donna alors de l'iodure de potassium d'abord à la dose de 1 puis de 3 grammes. Dix jours après l'emploi de ce médicament les vomissements disparurent les premiers, puis la céphalalgie diminua, mais ne cessa pas complétement ; enfin la paralysie de l'orbiculaire et des muscles de la face disparut peu à peu. L'ouïe paraissait un peu diminuée du côté gauche, tel était l'état de la malade le 1er août quand elle quitta l'hôpital. (1)

La céphalalgie et les vomissements ne sont pas toujours comme dans cette observation, accompagnés d'un état gastrique qui, du reste, n'éclaire en rien le diagnostic ; ces deux symptômes ne sont pas rares à la période tertiaire, ce sont souvent les deux signes avant-coureurs de manifestations graves. Le médecin, quand le malade jouit d'une apparence de bonne santé, songe trop facilement à la migraine, sachant que cet état peut être causé par la syphilis, il doit se tenir en éveil, interroger son malade et le surveiller, car si aujourd'hui il a une prise sur la maladie, demain peut-être il n'en sera que le spectateur.

---

(1) Lancereaux, obs. inédite.

OBSERVATION VIII. — **Paralysie complète de la 3ᵉ paire à part la dilatation pupillaire. Lésions syphilitiques, récidive, amélioration.**

Le nommé B. Jacques, âgé de 60 ans, cuisinier est entré le 5 janvier 1870 à l'hôpital de la Pitié salle Saint-Michel n° 29. Ce malade nous raconte qu'à l'âge de trente ans, il aurait eu sur le fourreau de la verge une ulcération qui aurait duré au moins une quinzaine de jours ; il a consulté à ce propos M. Ricord qui lui aurait donné une pommade mercurielle. En 1843, il a eu un chancre qui lui a duré 20 jours, il va en consultation à l'hôpital du Midi, on lui prescrit de la liqueur de Van Swicten. Un peu plus tard il a mal à la gorge, puis il n'a plus eu d'accidents. Il y a un an environ, le malade a remarqué une chute de la paupière supérieure de l'œil droit, il a eu en même temps de la diplopie et de la céphalée frontale sans exacerbation nocturne. Pas de faiblesse dans les jambes. Il va trouver M. Desmarres qui lui fait prendre de l'iodure de potassium pendant deux ou trois mois, après quoi il se trouve guéri jusqu'au 25 décembre 1869. A partir de ce moment les mêmes accidents apparaissent à savoir : chute de la paupière droite et diplopie, le malade accuse des maux de tête et des étourdissements. On prescrit 3 grammes d'iodure de potassium.

18 janvier. L'état du malade a peu changé malgré le traitement. On lui prescrit 4 grammes d'iodure de potassium.

19 janvier, Le malade prétend qu'il n'a plus ses étourdissements. Les jours suivants légère amélioration.

27 janvier. Hier, il s'est trouvé mal en allant aux lieux, il n'a pas perdu connaissance. Le malade sort dans les premiers jours de février, la paupière se relève mieux. L'amélioration continue. (1)

Cette observation montre qu'un temps considérable peut s'écouler avant l'apparition des accidents tertiaires. Chez ce malade la syphilis a été plus de vingt ans à l'état latent sans rien perdre de sa gravité. Ceci semble infirmer l'avis de certains auteurs, qui pensent qu'on peut juger de la gravité de la maladie d'après le caractère plus ou moins grave des premières manifestations.

OBSERVATION IX. — **Syphilis maligne, hemiplegie droite syphilitique, aphasie.**

Le nommé P. Marie, chauffeur, âgé de 32 ans est entré le 29 octobre 1870, à l'hôpital de la Charité, salle Sainte-Thérèse, n° 58.

Cet homme s'est engagé à dix-sept ans dans la marine, il a fait la campagne de Chine où il a contracté des rhumatismes. En 1864, il gagne, à Odessa, un petit chancre au niveau du frein, qui n'a duré, prétend-il, qu'une huitaine de jours et qui a disparu sans laisser de traces. Peu de temps après il entre à l'hôpital de Constantinople où il est soigné pour une érup-

---

(1) Lancereaux, obs. inédite.

tion. A la fin de cette même année il a eu sur les membres supérieurs et inférieurs une syphilide qui se traduit aujourd'hui par des cicatrices profondes ; sur le front et à la racine des cheveux il existe un demi-cercle produit par un groupe de cicatrices blanches, déprimées par suite de la destruction presque complète du derme. Sur la joue, cicatrices déprimées, amincies ; sur les bras, elles sont circulaires, réticulées et ressemblent aux cicatrices de vaccin; de la grandeur d'une pièce de un franc, elles ne présentent pas de trace de pigment à leur circonférence. Sur les cuisses cicatrices analogues mais plus rares ; sur les jambes cicatrices plus nombreuses, plus larges, les unes blanches avec cercle pigmenté, les autres pigmentées dans toute leur étendue (teinte marron.)

Cette éruption qui n'a pas duré moins d'un an a complètement disparu depuis le mois de juin 1865. Le malade qui s'était amaigri depuis l'éruption, n'a pas recupéré toute sa santé. Vers le 29 septembre de la même année, ce malade, dont l'état est toujours languissant, éprouve de violents maux de tête revenant surtout la nuit (douleurs ostéocopes) et presque en même temps il se trouve dans l'impossibilité de parler (aphasie) ; il nous dit qu'il avait sa connaissance mais qu'il ne pouvait trouver ses mots, dans le courant de la journée la parole est revenue. Trois jours après même accident qui dura deux heures, quelques jours plus tard il va à Saint-Louis où il est admis par M. Lallier.

Le lendemain de son entrée, il est frappé d'une hémiplégie droite, il prétend que la paralysie était complète ainsi que l'aphasie. Quinze jours après les mouvements et la parole reparaissent mais celle-ci ne devient normale qu'après deux ans. Il quitte l'hôpital Saint-Louis 11 mois après, il marchait alors seul.

En 1867 il peut se remettre au travail, il fait le passage des voyageurs sur un bateau. En 1869 se trouvant mieux il vient à Paris où il exerce la profession de chauffeur. Sa paralysie a complètement disparu.

Dans le courant d'obtobre 1870 il éprouve tout à coup un léger affaiblissement du bras droit qui ne tarde pas à disparaître, il le préoccupe néanmoins assez pour qu'il retourne à Saint-Louis.

Le 2?, étant au Champ de Mars, il est frappé d'une paralysie qui d'abord porte sur la jambe, puis sur le bras ; cette paralysie n'a pas été accompagnée de perte de connaissance enfin il entre, hémiplégique, dans le service le 29 du même mois.

A son arrivée on lui donne un gramme d'iodure de potassium, puis ensuite 1 gramme 50 centigrammes. L'amélioration est lente et progressive.

Le 4 décembre le malade peut très-bien élever la jambe et le bras du côté droit ; pendant l'élévation de la jambe, les quatre derniers orteils sont dans la flexion, ce qui tient à la contracture du court fléchisseur plantaire, nous en avons la preuve dans ce que, à certains moments, l'extension est possible. Il y avait autrefois contracture des fléchisseurs de la jambe sur la cuisse. Le volume du mollet est moindre à droite qu'à gauche. Les doigts sont fréquemment fléchis dans la main, l'avant-bras est infléchi sur le bras à cause de la contracture du biceps ; il est impossible au malade de l'étendre, la contracture est difficile à vaincre. Le malade peut serrer la main avec presque autant de force à droite qu'à gauche. La sensibilité est normale, la vue est bonne, le malade prétend qu'autrefois elle était affaiblie. Pas de céphalalgie. On lui donne calomel 0,20 centigrammes en dix paquets.

11 décembre. Les gencives sont gonflées, salivation mercurielle, rien de bien apppréciable quant à son amélioration.

12 décembre. La salivation dure depuis deux jours, le malade trouve qu'il marche plus facilement. Chlorate de potasse 4 grammes dans une potion.

Il survint à la suite de cette salivation, un certain degré d'amélioration, mais non une guérison définitive. En février, le malade quitte l'hôpital étant à peu près dans le même état. (1)

J'ai dit, en parlant d'une manière générale des accidents tertiaires, que ces accidents ne surviennent plus quelques mois après la contagion mais bien une ou plusieurs années. Je rapporte une observation où l'on voit la diathèse, sommeillant pendant 25 ans, se révéler tout d'un coup par la paralysie de la troisième paire. Ici, au contraire, nous voyons la syphilis marcher rapidement, parcourir en quelques mois les deux premières périodes de son évolution, puis commencer la troisième dans le courant de la même année. Les accidents se succèdent avec une rapidité et une gravité incroyables. Est-il nécessaire, comme l'a fait M. Dubuc, d'après M. Bazin, de créer une troisième classe d'accidents qu'on pourrait appeler intermédiaires, en considérant d'une part leur apparition précoce, d'autre part leur lésion anatomique ? Je ne le pense pas. L'exception n'infirme pas la règle, s'il est positif que les manifestations tertiaires sont généralement tardives, il en existe aussi quelquefois de précoces. N'est-il pas aussi rationnel, vu la lésion, de conclure que l'on ne saurait fixer une époque précise où finit telle période où commence telle autre ?

OBSERVATION X. — **Affection cérébrale syphilitique, amélioration très-sensible sous l'action du calomel.**

La nommée D.., blanchisseuse, âgée de 56 ans, est entrée le 27 avril 1871 à l'hôpital de la Charité, salle Sainte-Thérèse, n° 3.

Le 22 mars, cette femme est trouvée chez elle, en partie paralysée du côté gauche, depuis ce temps, on ne sait rien de ce qui s'est passé.

Aujourd'hui elle a la tête inclinée et maintenue à gauche par la contraction des muscles du cou ; au dire de l'infirmière, elle a de la tendance à tomber du côté gauche, il faut à chaque instant la relever sur son lit. Elle relève le bras gauche et

_____

(1) Lancereaux, obs. inédite.

peut le porter sur sa tête, cependant la main du même côté manque de forces, elle peut à peine serrer ; elle ne ne peut soulever la jambe au dessus du plan du lit. Les pupilles sont égales, un peu contractées. La commissure labiale gauche est peut être plus élevée qu'à droite. Hipéresthésie douloureuse très-prononcée au membre inférieur gauche, un peu moindre au membre supérieur. La veille au soir, il y avait au contraire une anesthésie complète de la jambe. La physionomie de la malade est normale, elle est parfois gaie, disposée à la plaisanterie. La nuit a été très-agitée, elle crie au voleur, demande à mourir, se croit poursuivie ; en ce moment elle se plaint simplement de douleurs dans le côté gauche. On prescrit chloral 3 gr. dans un julep gommeux.

29 avril. Pouls régulier, 78 pulsations, pas de chaleur. La tête est toujours inclinée du côté gauche, contracture plus prononcée que la veille. La malade peut soulever le bras, elle serre faiblement ; hypéresthésie moins accusée que la veille. Elle a déliré pendant la nuit, elle se plaint toujours du côté gauche.

1e mai. Elle a été plus calme cette nuit, même état pour le reste.

4 mai. Raideur considérable des muscles du cou et du dos. 72 pulsations, langue humide ; la faiblesse persiste. La malade nous raconte qu'elle a été traitée il y a environ 10 ans, à St-Louis, pour un lait répandu. Aujourd'hui, nous voyons à la partie antérieure et externe de la jambe, des cicatrices qui paraissent être le résultat d'une syphilide circonscrite.

La jambe ne peut exécuter aucun mouvement, la cuisse est un peu raide, et lorsqu'on la soulève, la malade jette des cris, elle paraît souffrir dans l'articulation. Il y a dans l'aine du côté gauche une induration lymphatique qui n'existe pas du côté opposé ; l'articulation ne paraît pas affectée.

10 mai. On supprime le calomel donné il y a quatre jours. La raideur du cou a diminué, la malade peut se tenir assise, ce qu'elle ne pouvait pas faire à son entrée.

14 mai. On reprend le calomel 0,20 centigrammes en dix paquets. Ce médicament est continué pendant quelques jours; la malade va mieux en se soutenant ; la contracture a complétement disparu, toutefois il reste de la faiblesse dans la jambe gauche.

Même état le 23 juillet, au moment de la sortie. La malade tend à aggraver sa position pour rester. (1)

Cette observation montre combien peuvent être grandes les difficultés du diagnostic. Ici, encore, on trouve des cicatrices qui ont pu indiquer la nature de ces accidents que le traitement, dans certaines circonstances, peut seul faire connaître.

---

(1) Lancereaux, obs. inéd.

Anatomie pathologique.

ACCIDENTS SECONDAIRES. — MM. Monneret et Fleury (1), Valleix (2), Grisolle (3), et Van Lair (4), excluent des névralgies toutes les affections douloureuses des nerfs avec lésion anatomique. Pour d'autres, M. Axenfeld en tête (5), les névralgies sont caractérisées par un complexus symptomatique particulier qui dépend de causes et de lésions multiples. Je pense néanmoins que des névralgies peuvent exister *sans lésion appréciable;* leur durée parfois si courte, leur extrême mobilité, enfin leur guérison subite sont autant de phénomènes, à mon avis, incompatibles avec une altération sérieuse. Je crois qu'une légère inflammation et même une simple hypérémie des nerfs ou de leur nevrilème est la cause la plus fréquente de ces névralgies. Je crois aussi que la compression des nerfs ne doit pas être étrangère à la production de ces accidents, n'avons-nous pas dit que les nerfs encéphaliques qui parcourent les canaux osseux de la base du crâne sont les plus souvent atteints ?

Les autopsies, heureusement rares à cette période, font que nous ne connaissons pas l'anatomie pathologique de ces accidents.

« L'altération anatomique propre aux accidents de cette période, présente un cachet spécial ; toujours limitée aux couches les plus superficielles, à l'écorce, si je puis dire ainsi, des parties intéressées, elle consiste en une hypérémie à marche plutôt chronique qu'aiguë. Par sa nature comme par son siége, cette altération ne laisse aucune

---

(1) Compendium de médecine pratique.
(2) Valleix. Traité des névralgies.
(3) Grisolle. Traité de pathologie interne, 6° édition, 1855.
(4) Les névralgies, leur forme et leur traitement.
(5) Axenfeld. Traité des névroses, p. 136.

tracé de son passage ; elle n'est jamais, comme les lésions qui lui succèdent, suivie de cicatrices ou de destructions organiques. » (Lancereaux, traité de la syphilis 2ᵉ édition. page 101).

Accidents tertiaires. — Les affections de voisinage qui peuvent intéresser le système nerveux et causer une paralysie sont principalement les affections des os. C'est tout d'abord une inflammation du périoste qui est soulevé et donne lieu à la formation de tumeurs dites périostoses. La périostite accompagne presque toujours l'ostéite, cependant on reconnait quelquefois que le travail inflammatoire a pris naissance dans l'épaisseur du tissu osseux. La carie et la nécrose, dit Vidal, sont souvent une conséquence de l'ostéite et des exostoses qui peuvent être détruites.

Lagneau fils (1), cite un cas d'hémiplégie gauche due à la tuméfaction de la portion écailleuse du temporal, le même auteur dit qu'une ostéite à l'orbite gauche ayant produit un épanchement encéphalique occasionna une hémiplégie à droite. Ladreit de Lacharrière (2) cite une observation de Landry dans laquelle le rocher du côté droit fut augmenté de volume, la protubérance annulaire du même côté était prise de ramollissement. Prost cite l'histoire d'un jeune homme mort hémiplégique après une ostéite nasale spécifique.

Les méninges, surtout la dure-mère , peuvent être le siége des lésions diffuses ou circonscrites, dans ce dernier cas elles constituent les tumeurs qui siégent de préférence à la base du crâne. Leur volume est variable, les unes ont été comparées à une lentille, les autres à une noix, à un œuf de pigeon. Ces deux formes peuvent coexister, et pour peu, dit M. Lancereaux, que les méninges molles, la substance encéphalique même, sinon les os du crâne, prennent part au processus syphilitique, on trouve la dure-mère soudée et réunie aux enveloppes sous-jacentes à l'aide

---

(1) Lagneau fils. Maladies syphilitiques du systâme nerveux. Obs. 75.
(2) Ladreit de Lacharrière. Des paralysies syphilitiques. Thèse. Paris. 1861.

d'une substance jaunâtre qui pénètre jusque dans la substance nerveuse. MM. Bouchard et Lépine (1) rapportent une observation d'hémiplégie et d'aphasie dues à une gomme siégeant au niveau des circonvolutions pariétales à droite.

« Les tumeurs syphilitiques de la dure-mère ont leur siége dans l'épaisseur de cette membrane, et font saillie sur l'une ou l'autre de ses faces; elles sont arrondies ou aplaties, constituées à leur périphérie par un tissu grisâtre, ferme, résistant; à leur centre, par un noyau jaunâtre plus ou moins ramolli. Elles se rencontrent d'ordinaire à la convexité des hémisphères, à la partie antérieure de la base du cerveau, dans le voisinage de la troisième circonvolution antérieure et au niveau de la fosse basilaire (2). Elles sont constituées par une trame fibreuse au sein de laquelle sont contenus, dans des espaces losangiques, des noyaux libres très-réfringents et granuleux, avec nucléole excentrique brillant, et des cellules arrondies ou ovoïdes renfermant un noyau. Au centre de la tumeur, la trame disparait en partie et les alvéoles paraissent formées par l'agencement de cellules fusiformes, sinon entièrement effacées. C'est en ce point que commence à se produire la dégénérescence graisseuse, à laquelle ces productions syphilitiques sont pour ainsi dire fatalement vouées. » (Lancereaux. *Traité de la syphilis*, 2ᵉ édition p. 339.

Ces tumeurs, on le comprend, peuvent en comprimant le cerveau l'influencer de différentes manières. Si c'est une artère qui est comprimée il en résultera de l'anémie et un ramollissement par défaut de nutrition; si c'est une veine on aura au contraire de la congestion, de l'œdème, une hydropysie ventriculaire. La compression directe de la substance nerveuse provoque l'inflammation et le ramollissement de l'encéphale.

La substance nerveuse peut être lésée directement, ainsi M. Hérard (3) a vu le corps strié droit être le siége

---

(1) Tarnowski. Aphasie syphilitique. Thèse, Paris 1870.

(2) Lancereaux et Lackerbauer. Atlas d'anatomie pathologique, pl. 41, fig. 1.

(3) Léon Gros et Lancereaux. Des affections nerveuses syphilitiques.

de deux tumeurs qui, à la coupe, présentent deux portions distinctes. L'une corticale, dure, formant une coque résistante d'une couleur jaune rosé, l'autre centrale, beaucoup moins dense. Pillon (1) a vu deux tumeurs situées, l'une dans la moitié gauche de la face inférieure de la protubérance annulaire, l'autre dans la couche optique du même côté chez un individu dont le tissu cellulaire contenait des gommes. M. Lancereaux (2) dans un cas d'hémiplégie syphilitique, a observé une consistance exagérée d'une partie de la substance cérébrale ; il existait un foyer de ramollissement à l'extrémité de la corne d'Ammon du côté droit, et une hydropisie ventriculaire. Flemming a vu dans les mêmes conditions, la substance médullaire de l'hémisphère gauche à la limite postérieure du ventricule latéral, hypérémiée et transformée en une masse d'un aspect lardacé. Meyer cite un cas où les meninges sont soudées, la substance corticale est transformée en une bouillie jaune blanchâtre ; dans la substance médullaire il existe, au contraire, plusieurs points d'induration, d'aspect transparent, ayant à leur centre un noyau dur et blanchâtre.

Le ramollissement cérébral a été également observé à cette période. Faurès (3) cite le cas d'une jeune fille de 23 ans, arrivée promptement à la cachexie syphilitique ; il existait un foyer de ramollissement dans la couche optique droite. Dans une observation de M. Lancereaux, le ramollissement a pour siége la protubérance annulaire, le rocher, contrairement à l'observation de M. Landry, était intact. Ce ramollissement se distingue du ramollissement cérébral par suite d'altération artérielle, par la présence de tout produit de nouvelle formation. MM. Charcot et Gombault (4), une femme étant morte à la suite de troubles nerveux divers, trouvèrent à la face antérieure de la protubérance, deux plaques superficielles d'un gris rouge

---

1) Zambaco. Affections nerveuses syphilitiques.
2) Lancereaux. Traité de la syphilis, 1866.
(3) Faures. Comptes-rendus de la Société de médecins de Toulouse, 1854.
(4) Archives de physiologie normale et pathologique, t. V, p. 143.

pourvues d'une partie centrale jaune, à la partie antérieure
du faisceau latéral gauche de l'isthme, une plaque semblable, et sur le plancher du quatrième ventricule à droite du
sillon médian, une petite plaque de coloration rouge. Au
microscope, le centre de ces plaques parut formé d'une
grande quantité de noyaux libres de petites dimensions et
de granulations graisseuses isolées ou réunies en amas, et de
deux ordres de cellules, les unes arrondies et granuleuses,
les autres irrégulières et comme hérissées de filaments
brisés. Le tissu périphérique, dense et élastique, contenait
aussi des granulations libres et deux variétés d'éléments
figurés, constitués les uns par des cellules arrondies à con-
tenu finement grenu avec noyau volumineux, les autres
par une masse centrale qui, par tous les points de sa surface, donne naissance à des appendices filiformes.

La moëlle et ses enveloppes sont passibles des mêmes
lésions que le cerveau ; il en est de même des nerfs qui
peuvent être atteints primitivement ou consécutivement.
M. Lancereaux a remarqué que, dans la majorité des cas,
les lésions syphilitiques des nerfs crâniens coexistaient
avec une altération des artères de voisinage et l'épaissis-
sement circonscrit des méninges.

Diagnostic. — Les accidents de la syphilis constitutionnelle peuvent apparaître avec des caractères tels qu'il est
difficile de méconnaitre leur nature, mais il faut avouer, notamment pour les accidents qui nous occupent, qu'il n'en
est pas toujours ainsi. La céphalée, les névralgies exis-
tants comme manifestation unique de la diathèse sont
difficiles à diagnostiquer, il en est de même de la paralysie. Le diagnostic réside bien plutôt dans une notion
d'ensemble, que dans la perception d'un phénomène
unique.

Nous avons dit que la céphalée était ordinairement intermittente avec exacerbation nocturne, que les névralgies,
outre ce dernier caractère, avaient une marche plus irrégulière, ayant pour siége de prédilection les tempes avec
irradiation sus-orbitaire, mais nous pensons, malgré ces
caractères, être dans le vrai en disant que rien dans leur

physionomie comme dans leur marche ne les distingue
des névralgies d'une autre nature.

Il faut donc quand on se trouve en présence de phénomènes semblables, et qu'aucune cause ne vient justifier,
songer à la syphilis et chercher à la reconnaître. Pour
cela, il faut interroger avec soin le malade sur ses antécédents. Toutefois il faut se souvenir que rien, surtout aux
femmes, n'est difficile à avouer comme la syphilis, mais si
on ne veut pas confesser la maladie, il n'en est pas ainsi
ordinairement des accidents qui sont survenus de par elle.
Un malade nous avouera bien qu'à une époque plus ou
moins éloignée, il a eu des croûtes à la tête, que ses cheveux sont tombés ; il accusera facilement un mal de gorge,
une éruption sur la peau, un état général de malaise, de
la fièvre. des douleurs plus ou moins vives dans les muscles et les articulations. Il n'est pas moins important
d'examiner l'état actuel du malade et voir s'il n'est pas en
ce moment porteur de quelques manifestations concomitan-
tes témoignant de la diathèse. Un accident fréquent, et
presque caractéristique de cette période, c'est un engorge-
ment ganglionnaire existant sans qu'aucune lésion sur le
trajet des lymphatiques puisse en rendre compte.

Les ganglions cervicaux postérieurs, sont, surtout au
début de la 2e période, constamment pris ; plus tard, on
rencontre dans les aines un véritable chapelet ganglionnaire dit pléiade ganglionnaire. Ils sont peu volumineux,
de consistance élastique, assez mobiles, indolores, n'ayant
aucune tendance à suppurer. Cette intumescence ganglionnaire si commune dans la 2e période, n'existerait pour
M. Verneuil que très rarement dans la 3e, pour M. Lancereaux ce ne sont plus les ganglions superficiels qui sont
atteints dans la 3e période, mais bien les ganglions profonds.

Il est bien rare qu'après avoir examiné en détail et le
malade et les accidents qu'il a pu offrir antérieurement,
on n'arrive pas à asseoir son diagnostic sur des bases sérieuses.

Nous avons dit que les paralysies sont le plus souvent
partielles et circonscrites, que la plus commune de toutes

était l'hémiplégie faciale, mais là encore si elles ne coïncident pas avec d'autres manifestations, le diagnostic devient difficile ; mais il reste un dernier moyen bien propre à lever le doute, s''il existe, je veux parler du traitement anti-syphilitique qui jouit d'une efficacité merveilleuse contre tous les accidents de cette période, et révèle ainsi leur spécificité.

Le diagnostic des accidents tertiaires n'est pas non plus toujours exempt de difficultées. Les troubles fonctionnels varient nécessairement avec le siége et l'étendue des lésions ; lents dans leur développement, ces accidents ont parfois une marche intermittente surtout au début ; la céphalée présente ordinairement des exacerbations nocturnes ; avant d'être paralysé, le malade sent peu à peu ses membres perdre de la force, la marche devenir progressivement plus difficile ; mais tout en tenant grand compte du mode particulier de chacun des principaux symptômes, ne faut-il pas perdre de vue les antécédents du malade, son âge, sa constitution. Sans cela le médecin, en face d'une paralysie de la 3e période, existant comme manifestation unique de la diathèse, sera souvent tenté de croire, pour expliquer cet accident à une hémorrhagie cérébrale. — M. Tarnowski (1) rassemblant 32 observations d'hémiplégie syphilitique a vu que, en moyenne, ces accidents se montrent à l'âge de 34 ans, or on sait, qu'à cet âge, l'hémorrhagie cérébrale est relativement rare ; de plus les malades dont M. Tarnowski rapporte l'observation, n'avaient pas d'affection cardiaque, ni cette altération artérielle qui est le propre des gens âgés et par cela même disposés aux hémorrhagies. La paralysie symptômatique d'une hémorrhagie est en outre subite, accompagnée de perte de connaissance, les individus sont pléthoriques, tandis que les paralysies syphiliques sont lentes dans leur évolution, et se rencontrent chez des gens ordinairement anémiques.

D'autres tumeurs cérébrales, notamment les tubercules, peuvent produire des accidents analogues à ceux produits

---

(1) Tarnowski. Aphasie syphilitique. Thèse, Paris 1872.

par les tumeurs d'origine syphilique ; mais en consultan
les antécédents, l'évolution de la maladie, en se rappelant
que les tubercules sont l'apanage presque exclusif du jeune
âge, qu'ils existent, non pas seulement dans le cerveau,
mais encore et surtout dans le poumon, le péritoine, on
arrivera facilement au diagnostic. Les tumeurs cancéreu-
ses, par contre, se voient à un âge plus avancé, et sont
toujours accompagnées d'une cachexie spéciale qui leur est
propre. Les tumeurs fibreuses sont remarquables par la
lenteur de leur développement qui va toujours croissant,
contrairement aux néoplasmes syphilitiques qui subissent
assez souvent un moment d'arrêt dans leur évolution.

Nous ne voulons pas en conclure qu'on ne puisse se trouver en présence de difficultés de diagnostic très-grandes et
que le traitement seul pourra lever, car c'est lui qui est le
criterium certain, absolu de la nature de ces accidents ;
nous dirons pourtant que le traitement spécifique n'a pas
sur les accidents tertiaires autant de prise que sur ceux de
la période précédente. Son action n'est pas aussi prompte,
et s'il procure parfois une amélioration considérable, on ne
saurait lui reconnaître la propriété réformatrice des tissus,
plus ou moins atteints par la syphilis. Disons en termi-
nant, que ces accidents ne sont ni précédés ni accompagnés de fièvre et qu'ils ne provoquent aucun des phénomènes réactionnels que nous avons notés dans la période
secondaire.

Pronostic. — La syphilis déjà si grave par elle-même est
encore une porte d'entrée aux maladies intercurrentes, —
n'avons-nous pas vu qu'un de ses premiers effets, était un
appauvrissement de l'organisme auquel elle crée une immi-
nence morbide. Il faut considérer la syphilis non-seulement
comme une maladie, mais encore comme une cause morbi-
gène. L'état général du malade doit être pris en sérieuse
considération ; il est évident qu'un état cachectique avancé,
rendant le traitement difficile quelquefois même impossible,
sera une circonstance aggravante. Il faut également savoir
que les accidents sont d'autant plus graves qu'on est plus
âgé.

Les manifestations secondaires considérées à part de la diathèse, sont certainement plus pénibles, que véritablement sérieuses; soumises à un traitement spécifique, elles disparaissent toujours promptement et complétement. Quant aux paralysies secondaires, le pronostic varie nécessairement avec l'étendue de la paralysie, toutefois il est d'autant moins grave qu'on ne méconnaît pas leur origine et leur nature.

Il n'en est pas tout à fait de même des accidents de la 3ᵉ période, où les lésions, de superficielles qu'elles étaient précédemment, sont devenues profondes, ulcéreuses, destructives même; de cette façon la fonction des organes est quelquefois compromise à ce point qu'il en résulte une infirmité permanente. Disons toutefois que les accidents, même à cette dernière période, sont moins redoutables que des accidents d'égale intensité mais provenant d'une autre cause. Là encore, quand on sait les reconnaître, ils sont susceptibles d'une amélioration notable, peut-être même peuvent-ils guérir puisque M. Vulpian, dans ses belles recherches, nous a fait voir que les tubes nerveux sont susceptibles de reproduction. En tout cas, la guérison, si elle peut avoir lieu, est toujours plus longue et plus difficile à obtenir. Il n'est pas rare non plus de voir une amélioration même rapide, s'arrêter pour ainsi dire tout d'un coup, puis quelque temps après être suivie d'accidents plus intenses et plus difficiles à combattre que les premiers.

TRAITEMENT. — Le mercure a été employé de tout temps dans le traitement de la syphilis. Il faut avouer que, grâce à la mauvaise administration qu'on en faisait autrefois, grâce au ptyalisme que l'on avait soin de provoquer et la barbarie d'entretenir, il ne laisse pas d'avoir aujourd'hui encore une mauvaise renommée dans le public. Mal administré il provoque assurément des accidents graves; mais je ne crains pas de dire que, dans le cas contraire, il devient un précieux médicament.

Je ne veux pas m'occuper des différentes formes sous lesquelles on peut le donner. Je ne dirai rien non plus des doses, il me suffira de dire que c'est au praticien, suivant la susceptibilité de son malade, et suivant les circonstances, d'avoir recours aux doses et aux préparations qu'il jugera convenables. Ce qu'il importe avant tout c'est d'arriver à la tolérance du médicament et nous savons que ce n'est pas toujours chose commode surtout chez des individus déjà appauvris et cachectiques. Tout en ayant soin de donner des doses thérapeutiques, ayant prise sur les accidents, il faut surveiller la salivation, et si ce dernier inconvénient, qu'il est parfois difficile d'éviter, se produit, suspendre momentanément la médication afin d'éviter toute espèce d'accidents.

Je dois pourtant dire que la méthode des frictions qui est une des plus anciennes et des plus actives est peut-être trop délaissée de nos jours. On accuse tout d'abord ce mode de traitement d'être sale, malpropre, et ensuite, ce qui est plus sérieux, de déterminer une inflammation buccale violente, brusque dans son apparition, plus intense, plus grave d'emblée et moins susceptible d'être enrayée que celle qui succède à l'ingestion du médicament. Peut-être ne s'est-on pas entouré de précautions suffisantes. J'ai vu mainte fois mon illustre maître, M. le professeur G. Sée, employer les frictions mercurielles, les continuer plusieurs semaines de suite concurremment avec le chlorate de potasse, sans produire la salivation qu'on reproche à cette méthode. L'inconvénient, qui est réel, dans ce mode de traitement, n'est-il pas préférable aux accidents qu'on observe si souvent après l'ingestion du mercure?

Je ne discuterai pas la valeur de ce médicament, elle est trop évidente ; il y a néanmoins des auteurs qui vont jusqu'à la nier complètement ; ceux-là, comme je l'entendais dire dernièrement à M. le professeur Hardy, ont des yeux pour ne pas voir.

Pour les accidents qui nous occupent, est-ce au mercure ou à l'iodure de potassium, ou bien est-ce à un traitement mixte qu'il faut recourir?

Le traitement classique pour ainsi dire consiste à donner le mercure contre les accidents secondaires. On a quelquefois aussi donné l'iodure de potassium à la deuxième période, mais après le mercure et plutôt dans un but préventif que dans un but curatif. L'iodure de potassium est le médicament des accidents tertiaires.

M. Fournier dit que les accidents nerveux secondaires cèdent parfaitement au mercure, plus vive est la douleur, plus sensible est l'action du médicament. L'iodure de potassium pour cet auteur n'exerce pas la même action sédative, il soulage incontestablement, dit-il, mais d'une façon moins rapide et moins sûre. Quant aux paralysies secondaires, le mercure d'après lui, administré seul serait moins actif que donné concurremment avec l'iodure de potasium. Il faut savoir que les paralysies de cette période sont plus rebelles au traitement que les autres accidents secondaires, elles réclament des doses médicamenteuses plus énergiques.

L'iodure de potassium mérite, je crois, plus d'attention que ne semble le dire M. Fournier. Nous voyons qu'il réussit très bien et très rapidement sinon contre tous du moins contre plusieurs des accidents de cette période, notamment contre les névroses (voyez observation III) MM. Diday et Lancereaux ont remarqué que le mercure n'avait aucune prise sur la fiévre syphilitique, aussi ces auteurs recommandent-ils l'iode donné en même temps que les toniques. M. Courtaux dans sa thèse recommande ce même traitement.

La base fondamentale de la thérapeutique des accidents tertiaires est assurément l'iodure de potassium. Faut-il en conclure qu'on ne doive jamais avoir recours au mercure? assurément non. Beaucoup de praticiens emploient le traitement mixte ; l'observation IX prouve que l'iodure qu'on avait donné précédemment n'a pas eu les mêmes avantages, malgré une réussite antérieure, que le calomel. Si le mercure est le médicament spécial des accidents secondaires et l'iodure de potassium celui des accidents tertiaires, il faut néanmoins reconnaitre que dans les deux cas, il peut y avoir avantage à associer ces deux médicaments.

CONCLUSION.

Des considérations précédentes, il résulte, à mon avis, qu'il existe entre les accidents secondaires et tertiaire du système nerveux une analogie frappante avec les manifestations secondaires et tertiaires de la peau.

En effet, dans l'un comme dans l'autre cas, les accidents de la deuxième période diffèrent de ceux de la troisième :

1 Au point de vue symptômatique par la fièvre qui précède ou accompagne le plus souvent les manifestations secondaires (7 fois sur 10, Courtaux), et qui manque toujours à la période tertiaire.

Les accidents secondaires nerveux et cutanés sont généralisés. Les accidents tertiaires, au contraire, sont circonscrits

L'adénopathie concomitante est superficielle dans le premier cas, profonde dans le second.

2º Par la marche qui est plus régulière, plus rapide à la deuxième période ; les accidents secondaires nerveux et cutanés coexistent souvent, ils sont contemporains, surviennent rarement avant cinquante ou soixante jours après l'infection ; le plus souvent ils apparaissent dans les six premiers mois ; il est pour ainsi dire exceptionnel de les voir dépasser un an ou dix-huit mois.

Par contre, les accidents tertiaires, dans les deux cas, surviennent rarement avant un an après la contagion, le plus souvent c'est trois ou quatre ans après, quelquefois même vingt ans et plus.

3º Par la durée, qui est de un à deux ans pour la période secondaire, on ne saurait fixer une limite à la période tertiaire, car il est assez fréquent de voir des individus ayant subi une première atteinte, être repris un, deux, cinq ans après et quelquefois plus.

Les accidents secondaires sont passagers, disparaissent souvent seuls, les accidents tertiaires sont plus persistants, plus fixes que les précédents.

4º Par la terminaison, les accidents secondaires soumis

à un traitement spécifique disparaissent toujours promptement sans laisser aucune trace de leur passage.

Les accidents tertiaires nerveux sont susceptibles d'a-
mélioration, la guérison, si elle a lieu, est rare et toujours
plus lente; il en est de même des syphilides ulcéreuses, qui
sont souvent longues à guérir et qui laissent toujours des
cicatrices.

VERSAILLES, 59, RUE DU PLESSIS, CERF & FILS, IMPRIMEURS DE L'ASSEMBLÉE NATIONALE.

www.ingramcontent.com/pod-product-compliance
Ingram Content Group UK Ltd.
Pitfield, Milton Keynes, MK11 3LW, UK
UKHW021131140726
13695UKWH00004B/1844